Business Pumper

WIDMUNG

Für alle, die es nutzen und individualisieren.

INHALT

Was bevorzugen Sie?
Präventives Training und Aktivität oder
Folgeerscheinungen von Inaktivität?

VORWORT

„Geist und Körper gehen Hand-in-Hand" – Diese Aussage ist es, die oft Verwendung findet und selten effektiv wie auch effizient umgesetzt wird.

Besonders bei den produktiven Umsetzern der heutigen Gesellschaft richtet sich der Fokus im Alltag hauptsächlich auf das Geschäft.

Heute die Treppe statt Aufzug? Eine Runde Joggen nach der Arbeit? Eine gute Idee – mit begrenzter Motivation bereits nach kurzer Zeit.

Woran das liegt? Es fehlt das Ergebnis, die konkrete Produktivität, die Abwechslung und der sichtbare Erfolg.

Doch dies lässt sich ändern!

Der vorliegende Muscle- Guide beruht auf praxiserprobten Strategien und Grundlagen, die Ihnen dabei helfen werden, neben Ihrem Geschäft und Ihrem Einkommen, auch Ihren Körper zu entwickeln, zu fordern und zu fördern.

Er ist keine Sammlung literarischer Werke, doch beruht auf Erfahrung, funktioniert und wird Ihrem Leben weitere Power verleihen.

Für wen ist er geeignet? Für alle, die *umsetzen*.

Der beste Tipp neben diesem Buch? Arbeiten Sie mit einem erfahrenen, erfolgreichen Coach!

Und jetzt: Let's go!

DAS FUNDAMENT

Das Fundament ist die Grundlage eines jeden Bauwerkes. Auf Diesem bauen sich von Stahlträgern bis Roof- Top alle Elemente auf, die schließlich das fertige Objekt bilden. Auf ihm können die großartigsten Konstruktionen der Welt erschaffen werden – man bestaune den Burj- Khalifa in Dubai, Vereinigte Arabische Emirate-, doch auch hier bildet das Fundament die Grundlage und ebenso die Voraussetzung eines nachhaltigen, langlebigen Erfolges.

Betrachten wir zunächst die zwei wichtigsten Baustoffe, die das Fundament, hier, unser Mindset (Geisteshaltung) bilden.

DIE EINSTELLUNG

Ihre Einstellung ist absolute Grundvoraussetzung, um zukunfts-orientiert zu handeln.
Da Sie ein Umsetzer sind, nehme ich an, Sie wissen hier Bescheid. Ein klarer Fokus, Positivität und Hunger sind unabdingbare Grundvoraussetzungen, um den Körper der mentalen Schärfe anzupassen.

Wie lässt sich die Einstellung hierbei ändern?

Wichtig zu realisieren ist es, dass unsere Einstellung immer einer Entscheidung unterliegt. Oft unbewusst, oft bewusst. Wir kön-nen uns immer entscheiden, wie wir eingestellt sind. Dies tun wir, indem wir uns zuerst einmalig bewusst werden, was oder wer uns beeinflusst (= einstellt) und wie wir dies so ändern, dass uns dieser Input bei unserem Vorhaben unterstützt.

Werden wir uns diesem Fakt bewusst, wird offensichtlich, dass wir uns so einstellen und einstellen lassen können, wie wir es möchten.

PS: Das tun Sie bisher ebenso, testen Sie es: Wie sind Sie nach dem Hören eines Musiktitels eingestellt, der einerseits freudig und entsprechend Gegenteilig betont ist? Die Antwort hier lautet häufig: entsprechend.
Folglich ist es unabdingbar, die eigene Einstellung positiv auf Ihren langfristigen Erfolg sowie Ihre Ziele auszurichten.

Power-Tipp

Umgeben Sie sich mit zielbewussten Menschen, meiden Sie unnütze Informationen und nehmen Sie informatives, produktives Wissen auf und auch aktiv wahr.

Wie lauten Ihre Ziele?

IHRE ZIELE

Ihre Ziele im Bereich des Muskelaufbaus sollten Sie sich hoch setzen, denn besonders auch hier gilt: Denken Sie groß!

Auch wenn Ihr Haupt- Fokus auf dem geschäftlichen Vorhaben liegt, so ist es wichtig, die bisherige Vorstellung Ihres angestrebten Ergebnisses zu vergrößern.

Denken Sie in Sphären des Spitzen- Bodybuildings, folgen Sie den besten Athleten auf ihren Social- Media-Kanälen und es werden sich Ihnen neue Wege und Möglichkeiten eröffnen.

Ein guter Anhaltspunkt ist die prestigeträchtigste Veranstaltung des Bodybuildings, der Mister Olympia sowie auch dessen Teilnehmer, welche zu einem Großteil auf den Online- Plattformen vertreten sind. Durch den bewussten und auch unbewussten Informationsaustausch lassen sich auch hier weitere Tipps aufnehmen und die eigenen Ziele verbessert visualisieren.
Lernen Sie von den Besten!

Zur Information: Die Veranstaltung des „Mr. O' s" findet jährlich in den USA statt.

Wichtig hierbei: Spezifizieren und visualisieren Sie Ihr Ziel.
Konkret lässt sich hierzu ein Zielgewicht festlegen, das Sie zu einem bestimmten Zeitpunkt erreicht haben möchten. Doch beachten Sie, Muskelaufbau und Fitness sind hier nicht direkt kongruent.

So kann es angebracht sein, je nach aktueller körperlicher Form, mittelfristig deutlich zu- statt abzunehmen. Sofern Sie Ihren Körperfettanteil als gering einstufen, so setzen Sie sich das Ziel eines deutlich höheren Gewichtes.

Benötigen Sie hierzu einen Rat, so fragen Sie bestenfalls einen Coach oder auch weit fortgeschrittene Athleten im Fitnessstudio und achten besonders auf die folgenden Ratschläge zur passenden Ernährung.

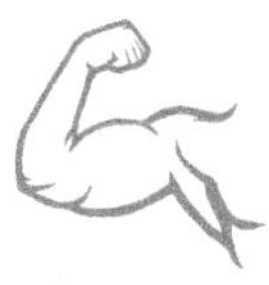

Fertigen Sie sich am Morgen eines jeden Tages eine Übersicht über Ihre Ziele und Vorhaben an. Dies tun Sie nicht ausschließlich für Ihre geschäftlichen Aktivitäten, sondern für alle Ihre Lebensbereiche, wie hier, auch Ihre Gesundheit und Ihren Körper. Fügen Sie dies Ihrer Morgenroutine hinzu, so werden Sie staunen, welche Priorität Sie Ihrem Körper bisher zugeordnet haben - und welche Sie es jetzt tun!

Fragen Sie sich: Was nehme ich gerade wahr? Ist dieser Input förderlich für meine Ziele?

DIE DREI STAHLPFEILER ALS DREIECK DES GESUNDEN SPORTES

DAS TRAINING

Wie gestalten Sie Ihr maßgeschneidertes Trainingsprogramm?

Schauen Sie zuerst, wie viel Zeit Sie in der Woche in Ihren Körper investieren können und besonders auch möchten.

Dabei sollten Sie einen Wert wählen, den Sie in jeder Woche erreichen können, auch in Wochen und an einzelnen Tagen, an denen Sie sich für eine längere Zeit den geschäftlichen Aktivitäten widmen.

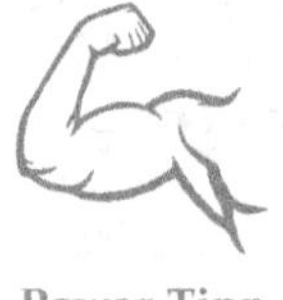

Geben Sie Ihrem Körper vier Stunden in der Woche und er wird es Ihnen danken.

Dies sind weniger als 2,4 Prozent Ihrer Woche. Und dabei ein Investment mit hoher Rendite.

Wie fertigen Sie Ihr Trainingsschema konkret an?

Bei dem oben genannten Vorschlag kann Ihr Training aus drei Krafteinheiten mit der Dauer von jeweils etwa einer Stunde bestehen.
Die vierte Einheit nutzen Sie für eine Cardio-Session oder splitten diese auf in aktives Dehnen und die entsprechende Cardio-Einheit.

Welche Übungen gilt es auszuführen?

Nach dem genannten Muster würden Sie nach dem Prinzip Oberkörper- Unterkörper trainieren.
Dies bedeutet, dass Sie in Ihrer ersten Einheit der Woche die Muskulatur Ihres Oberkörpers trainieren und in der folgenden Einheit entsprechend Ihren Unterkörper fokussieren. In der dritten, und somit letzten Krafteinheit der Woche, führen Sie folglich erneut das Oberkörper- Training durch.
Dem Muster zu entnehmen, starten Sie zu Beginn der anschließenden Woche mit der Unterkörper-Einheit, sodass die Trainingstage im Wechsel stattfinden.

Hier sollten Sie besonders mit den Grundübungen des Kraftsports arbeiten, die wie folgt lauten:

Bankdrücken
Kreuzheben
Kniebeugen
Überkopfdrücken
Klimmzüge
Seitheben
Dips (hier strategisch nicht in dem folgenden Trainingsplan enthalten)

Dabei ist es unabdingbar, diese Übungen vorerst zu erlernen und mit einer sauberen Technik auszuführen, bevor Sie Ihre Gewichte in den einzelnen Übungen steigern.

Fragen Sie hierzu erfahrene, weit fortgeschrittene Athleten im Fitnessstudio und bestenfalls einen Trainer.

Auch Online lassen sich hierzu rasch die passenden Trainings-videos ausfindig machen.

Die oben genannten (Grund-) Übungen bieten den Vorteil, einen Muskel primär zu trainieren und dabei ebenso weitere Muskelgruppen als Unterstützung und Stabilisation zu einer ko-rrekten Ausführung zu nutzen. Auch diese werden folglich mit beansprucht.

Sicherlich haben Sie bereits einmal wahrgenommen, dass im Fitnessstudio mit Langhanteln, Kurzhanteln und auch Maschinen gearbeitet wird. Alle Instrumente sind hierbei nützlich und bieten individuelle Vorteile. Die Arbeit an den freien Gewichten erfordert meist Stabilisationsarbeit und Koordination während das Maschinentraining den Bewegungsumfang vorgibt und den zu trainierenden Muskel besser isoliert arbeiten lässt.

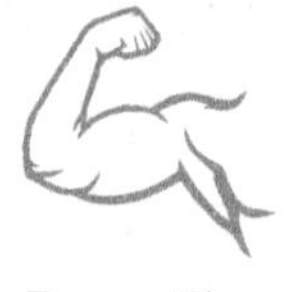

Power-Tipp

Führen Sie eine Kombination aus freiem sowie maschinengeführtem Training aus.

Hierbei nutzen Sie das Beste aus allen Trainingswelten.

Wichtig ist es, dass Sie nicht lediglich die Übung über den gesamten Bewegungsumfang absolvieren, sondern die Übung auch *mit der gezielten Muskulatur* ausführen. Zu oft wird beispielsweise bei der Übung „Überkopfdrücken" vorrangig mit den Armen gearbeitet, obwohl diese nur sekundär der zu nutzenden Muskulatur dienen: Der Schulter.

Die folgende Tabelle zeigt die für die relevanten Übungen entsprechend arbeitende Muskulatur:

Übung	Primär Muskulatur	Sekundär Muskulatur
Bankdrücken	Brustmuskulatur	Trizeps, vordere Schulter
Kreuzheben, gestreckt	Beinbeuger	unterer Rücken, Unterarme
Kniebeugen	Beinmuskulatur	Gesäß
Überkopfdrücken	Schultermuskulatur	obere Brust, Trizeps
Klimmzüge	Rückenmuskulatur	Bizeps, Unterarme
Dips	Abhängig der Ausführung: - Brusmuskulatur - Trizeps	vordere Schulter
Schrägbankdrücken	Brustmuskulatur	Trizeps, vordere Schulter
Rudern	Rückenmuskulatur	Bizeps, Unterarme
Seitheben	seitliche Schultermuskulatur	
Face-Pulls	hintere Schultermuskulatur	

Der folgende Trainingsplan dient als Muster und lässt sich individuell nach Ihren Präferenzen anpassen, denn auch der Spaß im Training ist unabdingbar für einen langfristigen Erfolg und auch Ihre Ziele. Sofern Sie bisher noch keine Übungen im Bereich des Muskelaufbaus ausgeführt haben, können Sie ebenso ausschließlich mit Maschinen-geführten Übungen starten, um Ihr Muskelgefühl (Ihre „Mind-Muscle-Connection") zu entwickeln. Des Weiteren gibt es zusätzliche Möglichkeiten, Ihr Training zu gestalten. Hierbei sei beispielsweise der Push-Pull-Trainingsplan erwähnt.

Haben Sie individuelle Vorzüge? Wenden Sie sich bestenfalls direkt an einen erfahrenen Trainer, der Ihnen theoretisch wie auch praktisch weiterhelfen kann.

BEISPIEL-TRAININGSPLAN 1

Aufwärmen:
→ Körper bewegen (beispielsweise 5 -10 Min. Crosstrainer)
→ Körper mobilisieren (bei Bedarf)
→ Steigerung des Trainingsgewichtes bis zum finalen
   Arbeitsgewicht (ca. zwei Sätze)
1. Satz: 6-15 Wdh. mit 40% - 50% des Arbeitsgewichtes
2. Satz: 6-15 Wdh. mit 60% - 70% des Arbeitsgewichtes

OBERKÖRPER

Übung	Gerät	Sätze x Wdh.
Brustpresse	Maschine	3 x 12
Rudern seitlich	Maschine	3 x 8
Überkopfdrücken	Kurzhanteln	3 x 8
Klimmzüge/Latzug	frei/Maschine	3 x 8
Seitheben	Kurzhanteln	2 x 12
10 min. Cool-down Cardio		

Bonus-Tipp: Ergänzen Sie den Plan in Ihren Notizen fortlaufend um eine Spalte (Ihr Arbeitsgewicht).

Übung	Gerät	Sätze x Wdh.
Kniebeugen/Beinpresse	Langhantel/Maschine	3 x 10
Gestrecktes Kreuzheben	Langhantel/Kurzhanteln	3 x 8
Beinstrecker	Maschine	3 x 8
Bauch Crunches	frei/Maschine	2 x 12
10 min. Cool-down Cardio		
Bonus-Tipp: Ergänzen Sie den Plan in Ihren Notizen fortlaufend um eine Spalte (Ihr Arbeitsgewicht).		

CARDIO

Übung	Gerät	Dauer
Radfahren	-	30 min.

Ich rate Ihnen, zu Beginn mit jeweils einem Satz weniger pro Übung zu starten, dafür die Anzahl der Wiederholungen leicht zu erhöhen und mittelfristig auf die im Plan stehenden Werte zu wechseln. Dabei nutzen Sie ein Trainingsgewicht, mit dem Sie beinahe oder exakt so viele Wiederholungen mit einer guten Technik ausführen können wie im Plan aufgeführt und versuchen sich dabei in jeder Trainingseinheit sukzessive zu steigern:
Sei es die Erhöhung des Trainingsgewichtes, um den geringst möglichen Nenner, oder auch einige Wiederholungen mehr mit dem aktuellen Gewicht, bis Sie die zu angestrebte Wiederholungszahl erreicht haben. Die Übungen lassen sich, besonderes mittelfristig, problemlos ersetzen.

Die Trainingstage könnten hierbei wie folgt lauten: Montag (Oberkörper), Mittwoch (Unterkörper), Freitag (Oberkörper), Sonntag (Cardio). In der folgenden Woche beginnen Sie entsprechend mit dem Unterkörper-Trainingssystem.

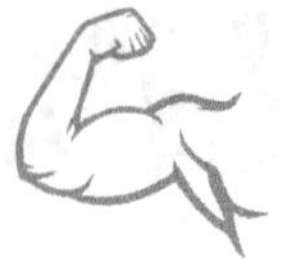

Führen Sie ein Trainingstagebuch.
Legen Sie sich dazu einfach den oben aufgeführten Plan in einem Dokument an, in welchem Sie die Trainingswerte bearbeiten können (beispielsweise Microsoft Excel/ Word).
Öffnen Sie bei jedem Training dabei eine Notiz auf Ihrem Smartphone und geben Ihre aktuellen Werte ein, die Sie nach dem Workout in das Dokument übernehmen. Des Weiteren gibt es Apps, die Sie hierbei unterstützen. So behalten Sie die Übersicht und die volle Kontrolle über Ihren Fortschritt.

Was tue ich, wenn ich gerne noch etwas mehr oder öfter trainieren möchte?

Ich rate Ihnen, den oben dargestellten Trainingsumfang nicht signifikant zu erhöhen.
In der Trainingseinheit nutzen Sie Ihre Muskulatur und setzen einen gewissen Reiz, sodass Sie sich etwas stärker in ihrer Regenerationsphase wieder aufbauen kann und folglich in größerem Umfang und auch leistungsfähiger wieder zur Verfügung steht.
Bei der Erhöhung der Satz- oder auch Wiederholungszahl kann somit rasch ein „Übertraining" mit entsprechend geringerer Re-

generationsfähigkeit entstehen.

Sie streben jedoch nach den besten und effizientesten Ergebnissen!

Beachten Sie, dass mit weiterem Fortschritt folglich auch Ihr Trainingsvolumen steigt (Trainingsvolumen = Sätze x Wiederholungen x Gewicht).

Selbstverständlich gibt es weitere Methoden, Ihr Training zu gestalten. So lassen sich die einzelnen Muskelgruppen beispielsweise auch nur einmal oder auch mehrfach in der Woche trainieren.

Falls Sie täglich in Ihren Körper investieren möchten, rate ich Ihnen, die Anzahl der Cardio- Einheiten oder auch das aktive Dehnen zu erhöhen. Fragen Sie alternativ einen erfahrenen Trainer nach einem Plan, der auf weitere Einheiten pro Woche ausgelegt ist und den Trainingsumfang entsprechend auf die Tage verteilt.

Sofern Sie bereits mit dem oben dargestellten Plan eine unzureichende Regeneration wahrnehmen, führen Sie die Übungen gänzlich an Maschinen aus und testen Sie, ob sich Ihre Regeneration verbessert. Fragen Sie bestenfalls einen erfahrenen, erfolgreichen Trainer vor Ort um Rat.

Was tue ich, sofern ich nicht mehr als zwei Mal pro Woche trainieren möchte?

Ich persönlich rate Ihnen dann zu einem „Ganzkörper- Training", bei dem Sie in der ersten Einheit der Woche Ihre gesamte Muskulatur trainieren und dies in der zweiten Einheit folglich wiederholen, bestenfalls mit divergierenden Übungen. Anschließend an das jeweilige Training folgt hier eine Cardio- Einheit.

Alternativ führen Sie für Ihr Cardio- Training eine dritte Einheit durch, welche selbstverständlich auch außerhalb des Fitness-studios stattfinden kann.

Für ein „Ganzkörper- Training" empfiehlt sich beispielsweise folgender Plan:

BEISPIEL-TRAININGSPLAN 2

Aufwärmen:
→ Körper bewegen (beispielsweise 5-10 Min. Crosstrainer)
→ Körper mobilisieren (bei Bedarf)
→ Steigerung des Trainingsgewichtes bis zum finalen
  Arbeitsgewicht (ca. zwei Sätze)
1. Satz: 6-15 Wdh. mit 40% - 50% des Arbeitsgewichtes
2. Satz: 6-15 Wdh. mit 60% - 70% des Arbeitsgewichtes

GANZKÖRPER 1.1

Übung	Gerät	Sätze x Wdh.
Kniebeugen/Beinpresse	Langhantel/Maschine	3 x 12
Überkopfdrücken	Kurzhanteln	3 x 10
Klimmzüge/Latzug	frei/Maschine	3 x 10
Seitheben	Kurzhanteln	2 x 12
10 min. Cool-down Cardio		

Bonus-Tipp: Ergänzen Sie den Plan in Ihren Notizen fortlaufend um eine Spalte (Ihr Arbeitsgewicht).

Übung	Gerät	Sätze x Wdh.
Bankdrücken	Langhantel	3 x 10
Gestrecktes Kreuzheben	Langhantel/Kurzhanteln	3 x 12
Dips	frei/Maschine	3 x 10
Bauch Crunches	frei/Maschine	2 x 12
10 min. Cool-down Cardio		
Bonus-Tipp: Ergänzen Sie den Plan in Ihren Notizen fortlaufend um eine Spalte (Ihr Arbeitsgewicht).		

CARDIO

Übung	Gerät	Dauer
Radfahren	-	30 min.

Warum ist das Training des Rückens und der hinteren Schulter besonders wichtig?

Da Ihr Hauptfokus auf dem geschäftlichen Vorhaben liegt, nehme ich an, dass auch Sie einen Großteil Ihrer Zeit am Tag sitzen. Um eine aufrechte, gerade und stabile Körperhaltung auszubilden, ist es wichtig, die hierfür entsprechende Muskulatur aktiv zu nutzen. In den oben dargestellten Plänen ist dies bereits berücksichtigt. Um Ihre hintere Schulter weiter zu fokussieren, empfiehlt sich beispielsweise die Übung „Face-Pulls" oder auch die Übung „Butterfly reverse".

Wie sieht das Programm meines Dehnens konkret aus?

Wichtig zuvor sei zu betonen, dass Dehnen und Mobilisieren im Gegensatz zu dem Muskelaufbautraining nicht der Anspannung, sondern der *Entspannung* der Muskulatur dient.

Sicher kennen Sie bereits einige Grundübungen des Dehnens. Diese sind es auch, die am effektivsten sind. Eine kurze Recherche online gibt hier weitere Tipps.
Achten Sie auch hier darauf, sich bestenfalls sukzessive zu steigern, indem Sie beispielsweise den Bewegungsumfang der Übung erhöhen. Die Progression ist hierbei allerdings nicht so relevant, wie bei dem aktiven Muskelaufbautraining.

Die Dauer des Mobilisierens kann in etwa 15 bis 30 Minuten betragen, je nach Ihrer Präferenz. Dies schließt das Dehnen des Ober- und des Unterkörpers mit ein. Eine deutlich längere Zeitspanne ist in der Regel hierbei nicht nötig.

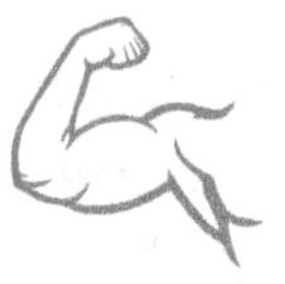

Power-Tipp

Keep it simple! Nutzen Sie einen der beiden dargestellten Pläne und fragen Sie fortgeschrittene Athleten oder auch Trainer um Rat bei der Übungsausführung und Ihren Fortschritt.

Schauen Sie, dass Sie Ihr Workout in der Stunde am Trainingstag absolvieren, die Ihnen am besten passt. Nach der Einheit geht es weiter mit Ihren folgenden Prioritäten.

Bewegen Sie sich reichlich.

DIE ERNÄHRUNG

Ihre Ernährung sollten Sie Ihrem neuen oder hiermit weiter verbesserten Lebensstil anpassen.

Vorab sei erwähnt, dass eine radikale, präzise geplante Ernährung dauerhaft gemieden werden sollte, sofern Sie kein aktives Bodybuilding betreiben.

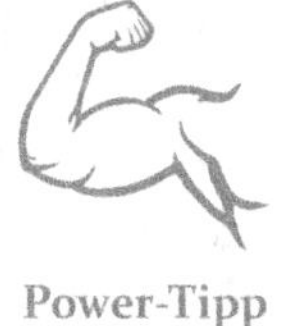

Meiden Sie extreme Ernährungsweisen. Es sind die Grundlagen und eine solide Basis, auf der Ihre Vorzüge variabel aufgebaut und anpasst werden können.

Power-Tipp

Welche Nährstoffe gibt es und welche sind hierbei relevant?

Nährstoffe sind wie folgt aufzuteilen:

Kohlenhydrate, mit etwa 4 kcal/ 1g
Proteine, mit etwa 4 kcal/ 1g
Fette, mit etwa 9 kcal/ 1g
Vitamine
Mineralstoffe
Wasser

Kohlenhydrate, Proteine wie auch Fette sind Makronährstoffe und können Ihnen signifikant Energie zur Verfügung stellen. Vitamine sowie Mineralstoffe werden als Mikronährstoffe bezeichnet. Hierbei ist es wichtig festzuhalten, dass alle oben genannten Nährstoffe für Ihre Gesundheit und auch körperliche Leistungsfähigkeit, oft in Kombination, entscheidend sind.

Ob Sie dabei zu- oder abnehmen ist überwiegend davon abhängig, ob Sie über einen gewissen Zeitraum mehr Kalorien zu sich nehmen, als Sie verbrauchen, respektive Weniger verbrauchen als Sie zu sich nehmen (Zunahme an Körpergewicht) oder andererseits weniger Kalorien zu sich nehmen, als Sie verbrauchen, respektive Mehr verbrauchen, als Sie zu sich nehmen (Abnahme an Körpergewicht).

Somit ist es auch möglich, durch den alleinigen Konsum von besonders fetthaltigen Lebensmitteln an Körpergewicht abzunehmen, sofern dieser unter Ihrem generellen Bedarf an Kalorien liegt. Selbstverständlich ist diese Vorgehensweise dauerhaft nicht förderlich für eine gesund- funktionierende Körperkomposition. Dennoch sind auch besonders gesunde Fette lebenswichtige Nährstoffe, die Sie nicht in Ihrer Ernährung meiden sollten.

Wie steht es um die Proteine?

Sicherlich ist Ihnen bekannt, dass Proteine eine wichtige Komponente im Muskelaufbau spielen.
Vermutlich haben Sie bereits einmal einen so genannten Proteinriegel im Supermarkt oder Drogeriemarkt gekauft in der Annahme, Ihrem Körper einen Gefallen zu tun.

Es gibt Sie, die Proteinriegel mit guten Nährwerten.
Hierbei sollten Sie allerdings immer sicherstellen, dass hier wenig Zucker und auch ein Protein aus einer geeigneten, für den Körper gut aufnehmbaren Quelle stammt. Zu empfehlen sind im Allgemeinen, unabhängig ob Riegel oder ähnliche Produkte: Molkenprotein-Konzentrat und Molkenprotein-Isolat (tierischen Ursprungs) und auch Protein aus Reis oder Erbsen (pflanzliche Quelle).
Da die Auswahl an Riegeln bisher selten mit einem guten

Preis-Leistungseffekt einhergeht, rate ich an dieser Stelle zu einem Proteinpulver aus einer der oben genannten Quellen zum Anmischen in Wasser oder auch in Milch.

Sollte ich Nahrungsergänzungsmittel konsumieren, falls ja, welche sind es?

Grundsätzlich sind Nahrungsergänzungsmittel, wie bereits dem Wort zu entnehmen, eine Unterstützung Ihrer Ernährung, die praktisch im Laufe Ihres Tages die geeignete Nährstoffversorgung garantieren und ebenso vervollständigen können.
Diese Nährstoffe lassen sich allerdings ebenso ohne Supplementierung über Ihre Nahrung aufnehmen. Daher ist die Ergänzung rein optional und auch abhängig von Ihrer spezifischen Ernährung.

Besorgen Sie sich ein Proteinpulver pflanzlicher oder auch tierisch abstammender Herkunft. Bereiten Sie sich an Trainingstagen einen angemischten Shake für die optimale Nährstoffversorgung nach dem Training zu, und wiederholen Sie dies an nicht- Trainingstagen zu einer Uhrzeit Ihrer Wahl.
Optional lässt sich die Ernährung mit einem Multi-Vitaminpräparat und auch einem Omega-3 Supplement ergänzen. Letzteres ist, meist in Kapselform, sowohl als Fischöl als auch als Algenöl (vegane Variante) erhältlich.
Nutzen Sie vorrangig die Produkte deutscher oder auch europäischer Her-

steller, um die Ihnen gewohnten Standards bei der Produktion sicherzustellen.

Generell empfiehlt sich, bei passenden Mahlzeiten diese ein wenig mit Salz anzureichern.

Schauen Sie, dass bestenfalls Jede Ihrer Mahlzeiten einen gewissen Anteil an Protein aufweist.

Wie ernähre ich mich nach dem Training?

Nach dem Training ist es besonders wichtig, den Körper mit neuer Energie und Nährstoffen zu versorgen, denn auch die so genannten Glykogenspeicher sollten wieder aufgefüllt werden. Neben dem klassischen Proteinshake empfiehlt sich daher eine kohlenhydratreiche Mahlzeit.

Welche Lebensmittel sind es, die die Basis meiner Ernährung bilden sollten?

Die zu empfehlenden Lebensmittel sind überwiegend Lebende; meist unverarbeitet und uns auch so als Grundnahrungsmittel bekannt.

Die folgende Abbildung zeigt Empfehlungen für die Wahl Ihrer Makronährstoffe mit den jeweiligen primär enthaltenen Nährstoffen:

Kohlenhydrate	Proteine	Fette
Reis	Samenarten (verschieden)	Nüsse
Kartoffeln	Bohnen	Käse
(Vollkorn-) Nudeln	Brokkoli	Erdnussbutter
Haferflocken	Erbsen	Oliven
Vollkornbrot	Eier (beachte Fette)	Avocado
Vollkorntoast	Nüsse (beachte Fette)	Leinöl
Reiswaffeln	Käse (beachte Fette)	
Honig	Erdnussbutter (beachte Fette)	
Bananen	Fisch, beispielsweise Lachs	
	Fleisch, beispielsweise Hünchen, Pute, Rind	

Ergänzen Sie Ihre Ernährung zudem mit reichlich Obst und Gemüse und gönnen Sie sich ab- und zu einige Nahrungsmittel, die auch im Allgemeinen als „ungesund" betitelt werden. Dies wird Ihrer Körperkomposition bei der Einhaltung des Trainingsprogrammes nicht schaden.

Wichtig hier: Entwickeln Sie die Gewohnheit, gesunde Nahrung als Basis zu sich zu nehmen. Stellen Sie sich Mahlzeiten zusammen, bei denen Sie verschiedene Nährstoffe miteinander kombinieren.

Wie viel Flüssigkeit sollte ich trinken?

Trinken Sie am Tag, wenn möglich, etwa einen Liter pro 20 kg

Körpergewicht. Bei einem 80 kg schweren Trainierenden sind dies vier Liter. Sofern der tatsächliche Wert etwas unterhalb der Empfehlung liegt, stellt dies kein Problem dar. Hören Sie auch hierbei auf Ihren Körper.

DIE REGENERATION

Die Regeneration ist ein ebenso entscheidender Faktor, wenn es um den Aufbau Ihrer Muskulatur und auch um Ihre generelle Leistungsfähigkeit geht.

Ehrbarer Weise ist das zu häufige Trainieren der ein- und selben Muskulatur ein häufiger Fehler bei dem Beginn des Muskelaufbautrainings. Allerdings ist dieser Fakt sehr abhängig des jeweiligen Individuums, daher sollten auch Sie nach einigen Wochen testen, ob sich die zuvor präsentierten Trainingspläne für Sie tatsächlich als optimal herausstellen oder ob sie das Volumen entsprechend nach unten oder sogar etwas nach oben anpassen möchten.

Dabei gilt es im Generellen darauf zu achten, dass sich Ihre Muskulatur in diesen Phasen aufbaut, in denen Sie sie nicht trainieren und sie sich entsprechend der Belastung anpassen kann. Dabei baut sie sich im Optimalfall sogar etwas stärker wieder auf als es vor dem Training der Fall war. Diesen bereits zuvor erwähnten Effekt bezeichnen wir als Superkompensation.

Zur Information: Muskelaufbau größeren Ausmaßes findet nicht innerhalb weniger Wochen statt, sondern über Monate und auch Jahre. Doch besonders als Trainings- Beginner werden Sie zügig Fortschritte erzielen können.
Nutzen Sie diesen Vorteil!

Wie lange sollte ich pro Nacht schlafen, um optimal zu regenerieren?

Je nach Möglichkeit ist eine Schlafdauer von etwa sieben bis neun Stunden zu empfehlen.

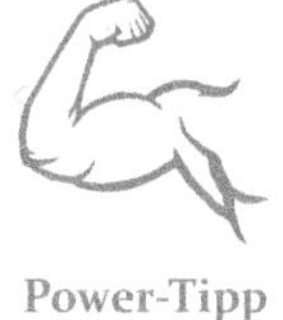

Power-Tipp

Mit der goldenen Mitte fahren Sie voraussichtlich am besten. Etwa acht Stunden sind empfehlenswert, jedoch ebenso abhängig von Ihrer persönlichen Präferenz und auch Möglichkeit.

Ist das zusätzliche Cardio- Training dennoch empfehlenswert für meine Regeneration?

Definitiv. Sofern Sie keine exzessiven Cardio und Ausdauer-Einheiten zu den oben dargestellten Trainingsplänen ausführen, kann ein zusätzliches Cardio- Training Ihre Regeneration sogar fördern.
Zudem tun Sie aktiv etwas für Ihr Herz-Kreislauf-System, Ihren gesamten Bewegungsapparat, Ihre Ausdauer und bieten dem Körper weitere zahlreiche Vorteile.
Im besten Falle fragen Sie einen erfahrenen Trainer um Rat, der ebenso von beiden Welten, dem Kraftsport und dem Ausdauersport, überzeugt ist und ebenso Beides selbst ausführt.

Gibt es weitere Tipps für einen erholsamen Schlaf?

Ja, die gibt es. Sie sind zu finden im folgenden Power- Tipp!

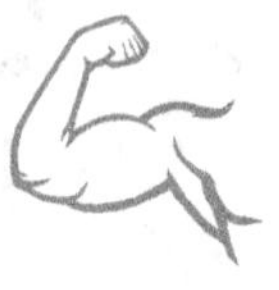

Meiden Sie helles Bildschirmlicht etwa eine Stunde bevor Sie schlafen werden. Hierzu gibt es bei handelsüblichen Smartphones oft eine Extra- Funktion, die das helle bläuliche Licht umschaltet.
Versorgen Sie Ihren Körper mit Nährstoffen, achten Sie auf die in 1.1 genannten Ratschläge und visualisieren Sie Ihre Ziele.

Power-Tipp

DIE ZWEI IRRELEVANTEN STAHLPFEILER

Zuvor haben wir uns bereits gemeinsam angeschaut, wie Sie Ihren maßgeschneiderten Trainingsplan herausfinden und bei welchen Anlaufstellen Sie weitere Informationen gewinnen können.
Folglich haben wir uns den Grundlagen und den wichtigsten Faktoren für eine Power- Ernährung gewidmet und haben soeben ebenso die Regeneration mit ihren entscheidenden Eigenschaften analysiert.

Der Vollständigkeit halber füge ich noch die beiden weiteren Pfeiler, oder auch Säulen, hinzu, die oft im Bereich des Spitzensports Verwendung finden, für Sie hier jedoch keine Signifikanz darstellen sollten.

Der vierte Pfeiler bildet Ihre Genetik. Im Profi- Bodybuilding ist diese oft ausschlaggebend, da der Sport als Präsentationssport oft Athleten mit einem bestimmten Optimal-Bild abgleicht und bevorzugt. Hierzu können beispielsweise eine besonders schmale

Taille wie auch breite Schultern gehören.
Da diese jedoch nicht direkt zu beeinflussen ist und Ihr Fokus ohnehin auf Ihrer geschäftlichen Aktivität liegt, sei dieser Aspekt als nicht relevant zu betrachten. Zudem sind Sie ein Individuum und arbeiten an Ihrem Körper für sich selbst.

Der fünfte und damit letzte Pfeiler bildet die leistungssteigernde Unterstützung, bei der entsprechende Substanzen, so der Mythos, zweckentfremdet werden, um, in diesem Falle, weitere Muskulatur aufzubauen.
Da der entsprechende Gebrauch eine Vielzahl gesundheitlicher Nachteile mit sich bringen kann, der Konsum bereits zu dem Zeitpunkt der Trainingsaufnahme verminderten Sinn ergibt und auch Ihr Fokus nicht im Spitzen- Bodybuilding liegt, rate ich an dieser Stelle deutlich von dem Gebrauch ab.

Individuelles zu Ihrer Gesundheit sollten Sie immer entsprechend mit Ihrem zuständigen Arzt und auch, falls zutreffend, mit Ihren Coaches besprechen.

DIE UMSETZUNG

ZEIT KREIEREN UND ALLTAGSINTEGRIERUNG

Mit Ihrem Wissen, das sich nun in der Theorie in das passende Power- Mindset und den Muskelaufbau gliedert, sei sich nun vermehrt der praktischen Umsetzung vor Ort gewidmet.

Sobald Sie Ihre Ziele konkretisiert und auch visualisiert haben, wird sich Ihnen offenbaren, dass Sie Ihre Zeit für den Sport nicht mehr managen müssen, sondern vielmehr kreieren können.

Woran das liegt?

Vergleichbar mit Ihren geschäftlichen Aktivitäten ordnen Sie Ihrer Gesundheit und Ihrem Körper eine neue, höhere Priorität zu.

Power-Tipp

Nutzen Sie das Momentum Ihres Tages und absolvieren Sie Ihr Training. Nach einer Stunde verlassen Sie das Fitnessstudio, bestenfalls mit neuen Rekorden, und setzen Ihren weiteren Tagesplan fort. Denken Sie daran, Sie arbeiten hier für sich.

Kann ich die Cardio- Einheit im Fitnessstudio auch durch Radfahren in der Natur ersetzen?

Selbstverständlich! Dies ist sogar klar zu empfehlen. Die frische Außenluft wie auch die natürliche Umgebung wird Ihrem Körper sicher guttun. Des Weiteren lassen sich zügiges Gehen wie auch weitere In- und Outdoor- Aktivitäten im, beziehungsweise außerhalb des Fitnessstudios empfehlen. Hören Sie auf Ihren Körper und handeln Sie nach Ihren individuellen Präferenzen.

Mit der festen Überzeugung, dass Sie nun weiteres Wissen und auch praktische Tipps für Ihren Trainingserfolg mitnehmen können, stellt sich Ihnen sicherlich die Frage nach den konkret folgenden Handlungsschritten.

Diese sind wie folgt aufgelistet:

1. Lesen Sie dieses Werk erneut. Markieren Sie sich die wichtigsten Tipps.
2. Fügen Sie Ihrer Morgenroutine eine Übersicht über Ihre Vorhaben hinzu. Achten Sie dabei ebenso auf Ihren neuen Gesundheitsaspekt mit den drei wichtigsten Pfeilern.
3. Melden Sie sich heute, ja heute, in einem Fitnessstudio an. Falls Sie bereits angemeldet sind, fragen Sie sich: Wie ist das Preis-Leistungs-Verhältnis? Liegt das Studio praktisch in meiner Nähe?
4. Wählen Sie Ihren Trainingsplan nach Ihren individuellen Präferenzen und kontaktieren bestenfalls einen Coach, der Sie besonders zu Beginn unterstützt. Er sollte selbst bereits Erfolg in dem Sport verzeichnen und auch mit nicht- unterstützenden Athleten gearbeitet haben.
5. Folgen Sie bereits erfolgreichen Athleten auf ihren Social-Media- Kanälen?
6. Setzen Sie um! Anpassungen lassen sich immer, auch mittel- und langfristig, vornehmen.
7. Sobald Sie Erfolge verzeichnen: Helfen Sie Ihrem Umfeld und geben Sie Ihr praktisches wie auch theoretisches Wissen weiter.
8. Über ein Feedback zu Ihren Erfolgen freue ich mich sehr. Haben Sie einen weiteren Trainingsplan für die Community? Lassen Sie ihn uns wissen und posten ihn in die Kommentare! Haben Sie weitere praktische Power- Tipps?

Herzlichst wünsche ich Ihnen, dass Sie nicht nur die Grundlagen und Tipps des gesunden Muskelaufbaus umsetzen, sondern auch ein eigenes Interesse für das Thema Bewegung und (Kraft-) Sport entwickeln. Nutzen Sie die Tipps und geben auch Ihre Erfahrungen weiter.

Starten Sie heute!

NOTIZEN

RECHTLICHES

Der Inhalt dieses Werkes wurde mit großer Sorgfalt erstellt und auch von erfahrenen Athleten überprüft. Trotz dessen wird für die Vollständigkeit, Korrektheit sowie auch einen aktuellen Stand keine Garantie gewährt.

Inhaltliches unterliegt überwiegend den eigenen praktischen Erfahrungen und ebenso den Ansichten des Autors.

Individuelle Anliegen und Präferenzen sollten immer in Zusammenarbeit mit einem Trainer oder dem jeweils zuständigen (Fach-) Arzt eruiert und umgesetzt werden.

Die Anwendung von Tipps und Trainingsplänen erfolgt ausschließlich auf eigenem Risiko.

IMPRESSUM

ÜBER DEN AUTOR

Benedikt Hoff ist mit 21 Jahren bereits seit mehr als sechs Jahren dem Kraftsport verbunden und hat sich in dieser Zeit ein Wissen angesammelt, von dem er überzeugt ist, dass ein Großteil dessen ebenso für sehr viele Menschen relevant sein sollte.

Besonders die Grundlagen zu einer praktischen, gesunden Ernährung sind es, die die Basis einer (beinahe) jeden Ernährungsweise bilden sollten. Hierbei zu erkennen: Auch ungesunde Lebensmittel müssen nicht gänzlich aus der Ernährung gestrichen werden, können dem Körper sogar Energie liefern.

Keine Kohlenhydrate nach 18:00 Uhr? Laut dem Autor sei es möglich, selbst ausschließlich mit Kohlenhydraten nach 18:00 Uhr abzunehmen.

Dabei widmet er sich besonders der Praxis und rät jedem Leser, sich weiter fortzubilden und selbst individuelle Erfahrungen zu erleben.